心肺复苏与除颤

Cardiopulmonary Resuscitation and Defibrillation

生命链急救 编

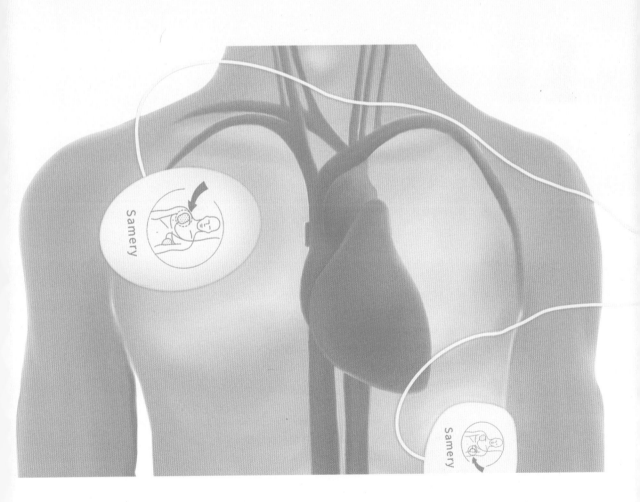

社会科学文献出版社

SOCIAL SCIENCES ACADEMIC PRESS (CHINA)

图书在版编目（CIP）数据

心肺复苏与除颤／生命链急救编. -- 北京：社会
科学文献出版社，2021.3
（公众急救科普系列）
救护培训系列教材
ISBN 978 - 7 - 5201 - 7924 - 9

Ⅰ.①心…　Ⅱ.①生…　Ⅲ.①心肺复苏术－技术培训
－教材　Ⅳ.①R605.974

中国版本图书馆 CIP 数据核字（2021）第 029724 号

公众急救科普系列
心肺复苏与除颤

编　　者／生命链急救

出 版 人／王利民

责任编辑／许春山

出　　版／社会科学文献出版社·教育分社（010）59367068
　　　　　地址：北京市北三环中路甲 29 号院华龙大厦　邮编：100029
　　　　　网址：www. ssap. com. cn

发　　行／市场营销中心（010）59366523　59367278

印　　装／三河市东方印刷有限公司

规　　格／开　本：787mm × 1092mm　1/16
　　　　　印　张：4.5　字　数：72 千字　图片数：99 幅

版　　次／2021 年 3 月第 1 版　2021 年 3 月第 1 次印刷

书　　号／ISBN 978 - 7 - 5201 - 7924 - 9

定　　价／39.00 元

编审委员会

前　言

现代社会公共急救事业的长足发展是文明社会的象征之一。2017 年《中华人民共和国民法总则》颁布以来，普通民众参与急救事件处理的意识逐步增强，参与基础急救技能学习的人数也逐年上升。2020 年 6 月 1 日，《中华人民共和国基本医疗卫生与健康促进法》正式实施，进一步完善了公共急救体系建设的法律保障。

为贯彻落实《中华人民共和国国民经济和社会发展第十三个五年规划纲要》(简称"十三五"规划)，努力向"提升现场紧急医学救援能力和紧急医学救援社会素养"的目标迈进，生命链急救团队历经 4 年多，编写了《心肺复苏与除颤》。

内容上，本书以简明易懂的图文解析为主，旨在让无医学背景的学员通过学习本书并配合 8 ～ 16 学时的技能实操学习，快速掌握基础急救技能。

结构上，按照基础急救的专业特点，本书分六章阐述急救的基础知识，以及心肺复苏和现场除颤技能。前两章简要介绍了实施现场急救时需要掌握的相关基础知识，后续章节以简明扼要的方法阐述具有复杂医学逻辑的技能操作技能。为了让无医学背景的学员更好理解相关原理，本书在第一、二章中加入了"法律保障与义务""现场急救的相关术语及概念"等内容。

在创新方面，考虑到当前中国院前急救工作普遍遵循欧美等发达国家发布的相关指南，然而华人及其他大部分亚洲人群与欧美人群在生理特征上存在明显差异，因此，我们需要更加符合中国国情、全球华人以及亚洲其他地区人种特征的操作指南。本书在现场急救事件处理的组织和心肺复苏实操技能等方面努力探索符合中国乃至亚洲特色的具体做法，例如提倡以按压时胸廓厚度变化的直观判断来决定胸外按压的下压深度，而不是刻板地遵循指南中的数值，目的在于保障心肺复苏有效性的基础上减少由于肋骨断裂等损伤而引起的二次伤害。

在本书编写和出版过程中，得到了社会科学文献出版社、广州大学等机构以及专家和生命链急救学员们的帮助，在此一并致谢。不足之处望广大读者予以斧正。

编　者

2021 年 1 月 1 日于广州

目 录

第一章　急救概述

第一节　现场急救的目的

突发急症或突发意外灾害现场，在专业医务人员到达现场前，现场急救人员为伤病员提供初步、及时和有效的救护，有利于院内的继续救治（图 1-1-1）。灾害事故或突发急症现场状况复杂多变，由于缺乏专业医务人员及专业的救护设备（器材）等，往往在数分钟内就会危及伤病员的生命，因此现场急救的目的是为伤病员提供及时有效的急救措施。及时有效的现场急救有利于伤病的后期治疗及伤病员身体和心理的康复。救助的同时要尽可能防止伤病员发生二次损伤，降低伤残率和死亡率。

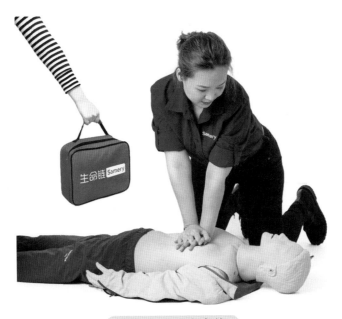

图 1-1-1　现场急救

第二节 现场急救的原则

在突发事件现场救护伤病员时，无论在家中、户外还是在公共场所，急救员首先都要确保自身安全，防止自己和伤病员受到二次伤害或感染。急救时要区分轻重缓急，合理救护伤病员，并注意保护伤病员的隐私及财物安全，争取与其他救援人员协调、配合，共同实施救护。

一、保证安全

发生事故的现场可能存在危险因素，急救员进入现场时首先要考虑环境是否安全。

（一）现场可能存在危险的主要因素

（1）腐蚀性物质、化学物质、放射性物质等泄漏；

（2）发生自然灾害，如地震、洪水、泥石流、海啸、雷电等；

（3）地面湿滑，有磕绊的杂物、锐利的金属或玻璃等；

（4）在交通事故中（特别是在高速公路上）受损的汽车易发生猛烈撞击、起火、爆炸或有再次倾覆的可能；

（5）脱落的高压电线或其他带电物体；

（6）地震后的建筑物倒塌，发生余震；

（7）有毒气体，如热水与84消毒液混合使用产生的氯气、一氧化碳等；

（8）其他危险因素，如严寒酷暑的天气或毒蛇、野蜂等伤人的动物。

（二）现场的安全防护措施

（1）关闭受损汽车的发动机，防止汽车起火爆炸；同时拉起手刹，防止车辆滑动；在车后50~100米处放置警示标志，高速公路上应在车后约150米处放置警示标志；

（2）抢救触电伤病员时，应先设法切断电源；

（3）救护伤病员时，应戴防护手套，必要时穿防护服，避免血液、污物沾染；

（4）室外遇到雷雨天气时，要避开高压电线、大树，避免使用手机；

（5）在极端气温下，要注意防暑或保温；

（6）如果遇到不能排除的危险，确保自身安全的前提下立即呼救，并等待救援。

二、防止感染

急救时要做好个人防护及伤病员的保护，对可疑呼吸道传染和血液（或体液）接触传播的疾病要采取防止感染的措施。

（1）急救员在处理伤病员的伤口前应戴上医用手套。如果没有医用手套，也可戴一次性丁腈手套或一次性塑料手套；

（2）有条件时可佩戴口罩；

（3）处理有大量出血的外伤时，有条件时可佩戴护目镜或防护罩；

（4）实施心肺复苏时，使用便携式呼吸面罩或简易呼吸气囊进行人工呼吸可以防止感染，如现场没有便携式呼吸面罩或简易呼吸气囊可实施单纯的胸外按压施救；

（5）避免裸露或有伤口的皮肤接触伤病员伤处的衣物、敷料上沾染的血液；

（6）处理伤口之后，应将所有的污染物和废弃物（如污染的衣物、用过的手套等）单独放置，统一销毁或交由医院处理；

（7）处理完伤口，用肥皂或洗手液擦洗双手至少20秒，再用流动水冲洗干净；

（8）在救护时，急救员不慎划破自己的皮肤或是伤病员的体液溅入急救员的眼睛或伤口，要立即彻底冲洗局部，并尽快就医，采取必要的免疫措施；

（9）保持现场空气流通。

三、及时、合理的救护

在大型突发灾害现场，若伤病员较多，急救员应根据现场受伤人员伤病情的轻重缓急进行合理救护。原则是先救命，后治伤。

若现场环境安全，在"120"或其他救援力量到来之前，不宜移动伤情较重的伤病员。若现场存在危险因素，则不可盲目坚持在原地施救，应先将伤病员转运至安全地点再进行施救。转运伤病员应采取适当的搬运方法（如双人担架搬运或脊柱固定板搬运），避免对其造成二次伤害。

四、心理支持

伤病员突发疾病或意外伤害后，常会出现情绪紊乱，如激动、焦躁不安、冷漠或渴望离开现场。急救员要关心和理解伤病员遭受突发事件带来的不良情绪，应对伤病员采取保护措施。

（1）认真倾听伤病员的诉说，不随意打断，可以用点头或简单应答的方式给予回应；

（2）用稳重的语气与伤病员说话，让伤病员能听到，但不要喊叫；

（3）由于受到惊吓，伤病员可能拒绝他人靠近，急救员可先与伤病员保持适当距离询问情况，得到允许后再靠近；

（4）呼叫救护车后，守护在伤病员身边并安慰伤病员，直到救护车到来；

（5）施救时，应告诉伤病员采取的措施，让伤病员放心；

（6）情况允许时，可帮助伤病员与其亲友联系，请他们来协助；

（7）看管好伤病员的财物，确定伤病员的衣服和随身物品都在其身边。

五、救护现场的协作

在急救现场，急救员为确保安全和实施救护，须尽量争取周围人员的帮助。

（1）拨打急救电话；

（2）尽快取来急救设备，如自动体外除颤仪（AED）和急救箱；

（3）确保现场安全并维护好现场的安全，如放置安全指示牌、疏散旁观者；

（4）帮助控制出血，如压迫止血、包扎伤口等；

（5）保管好伤病员的财物；

（6）如有必要，协助伤病员转移至安全地点。

现场其他人若没有接受过急救培训，可能会害怕或不知所措，急救员在请求他人帮助或指挥他人时，语气要稳重，指令要简短而明确，以使他们镇静并准确执行指令。

第三节　法律保障与义务

根据《中华人民共和国突发事件应对法》第11条第2款的规定，公民、法人和其他组织有义务参与突发事件应对工作。当发现需要急救的伤病员时，公民有义务拨打"120"社会急救医疗服务专线电话呼救。个别群体必须在工作期间为他人实施急救，例如警察、医务人员、消防员、教育从业人员、公共场所管理人员等有义务在工作期间提供急救。在急救过程中，急救员可能会了解到伤病员的隐私，对此应该保密，并只能与到达急救现场接手救治的医务人员分享伤病员的个人信息。

提供及时有效的现场急救可能成为你工作要求的一部分。如果你在上班，请你必须提供救助；如果不在你的上班时间，身边的人发生事故或疾病时，也请你伸出援助之手，救助他人。

法律法规政策

《中华人民共和国民法典》

《中华人民共和国民法典》第 184 条规定："因自愿实施紧急救助行为造成受助人损害的，救助人不承担民事责任。"

《健康中国行动（2019—2030 年）》

鼓励、支持红十字会等社会组织和急救中心等医疗机构开展群众性应急救护培训，普及全民应急救护知识，使公众掌握基本必备的心肺复苏等应急自救互救知识与技能。到 2022 年和 2030 年取得急救培训证书的人员分别达到 1% 和 3%，按照师生1∶50 的比例对中小学教职人员进行急救员公益培训。

《中华人民共和国基本医疗卫生与健康促进法》

《中华人民共和国基本医疗卫生与健康促进法》第二十七条规定："国家建立健全院前急救体系，为急危重症患者提供及时、规范、有效的急救服务。卫生健康主管部门、红十字会等有关部门、组织应当积极开展急救培训，普及急救知识，鼓励医疗卫生人员、经过急救培训的人员积极参与公共场所急救服务。公共场所应当按照规定配备必要的急救设备、设施。"

第二章　急救基础

第一节　现场急救的相关术语及概念

一、现场急救的相关术语

（一）院前急救

院前急救是指在医院或其他固定医疗场所之外提供的医疗服务。在发达国家，院前急救通常由区域性救护车或紧急医疗服务机构提供。急救服务体系需要许多机构运作支持，包括民营救护公司、救援组织（如高山救援、空中救援）、志愿援助机构（如红十字会）和紧急医护专业人员。

院前急救的专业人员或团队的作用是加强现有院前救护响应能力，而非取而代之。他们的功能就是为高危疾病或创伤的患者在现场和转运途中提供额外的支持。为了达到这一目的，他们需要接受专业的培训并提高院前救护的专业技能和协作能力。

（二）应急救护

应急救护是指在突发伤病或灾害事故现场，在启动紧急医疗服务系统或更专业的医务人员到达前，"第一反应者"为伤病员提供初步、及时、有效的救护措施。这些措施不仅是对伤病员受伤身体和疾病的初步救护，也包括对伤病员的心理支持，并按照紧急救助的原则，将伤病员送往医院或等待专业医务人员到达现场。

（三）伤病员无意识、无反应

突发急症或突发意外损伤时，伤病员可能失去反应。现场急救人员对其轻拍大喊，若伤病员未做出反应（包括挪动、说话、眨眼等），说明伤病员无意识无反应。

（四）无效呼吸（非正常呼吸）

无效呼吸为呼吸的一种表现，但不能真正起到换气通气的作用。在急救过程中，伤病员出现无呼吸或仅有濒死叹息样呼吸，应立即实施心肺复苏。

（五）心肺复苏

心肺复苏术（Cardiopulmonary Resuscitation，CPR）是针对心跳和呼吸骤停的伤病员采取的救命技术，目的是恢复伤病员自主呼吸和自主循环。

（六）自动体外除颤仪

自动体外除颤仪（Automated External Defibrillator，AED）可以判断特定的心律失常，并且给予电击除颤，是一种可被非专业医务人员用于抢救心脏骤停者的便携式的医疗设备。在中国，多个公共场所都配有自动体外除颤仪。在最佳抢救的"黄金4分钟"内，利用自动体外除颤仪对发生心脏骤停的伤病员进行除颤，可更有效地挽救生命。

（七）心肺复苏体位

心肺复苏体位（Recovery Position）是指伤病员因呼吸心跳突然停止，须进行心肺复苏时的一种体位，即将伤病员以仰面向上的姿势置于坚硬的平面上。

（八）复原体位

复原体位是指经心肺复苏后伤病员呼吸心跳恢复但意识尚未恢复，需等待进一步救援时而采取有利于呼吸的安全姿势。伤病员身体向一侧侧卧，可以使伤病员呼吸顺畅，但脊椎受伤的伤病员不可以使用复原体位。

（九）成人、儿童及婴儿年龄识别（见表2-1-1）

表2-1-1　成人、儿童及婴儿年龄识别表

成人	青少年（青春期开始后）及更大年龄者
儿童	1岁至青春期
婴儿	1岁以下

注意：请将任何有青春期特征者视为成人。如果你不确定伤病员是成人还是儿童，请将其视为成人并提供紧急救治。

（十）气道异物梗阻（窒息）

因气道发生阻塞而产生的剧烈呛咳、面红耳赤、呼吸不顺畅，严重可导致窒息的行为表现称为气道异物梗阻。气道阻塞会导致全身各器官组织缺氧，当人体缺氧时，器官和组织会出现损伤和坏死，尤其是大脑会发生不可逆的损伤。若不能及时解除气道异物梗阻，在短时间之内人便会呼吸骤停，甚至死亡。

（十一）急救医疗服务体系

急救医疗服务体系（Emergency Medical Service System，EMSS）是一个通讯、协调和指挥急救工作的中心。它配备有完善的通讯联络设备、综合分析系统、救护车及急救员，将若干合格的医院组织成急救网。其主要职责是从急症伤病员或伤病员发病、受伤之初就开始有组织地指挥、协调现场抢救、合理分诊、转运及途中监护治疗，并根据伤病员伤情将伤病员转送到有关医院的急诊科或重症监护病室。

（十二）急救时效性（黄金时间）

中国心脏猝死的总人数每年超过 55 万，居全球之首，每天约有 1500 人死于心脏骤停，而 60% 以上发生在院外。心跳呼吸骤停后的 4 分钟内是我们俗称的黄金救命时间（图 2-1-1）。在正常室温下，意识丧失 10 秒后脑细胞开始损伤，4 分钟后脑细胞出现大范围的损伤，因此及时有效的救治对心源性猝死的伤病员至关重要。

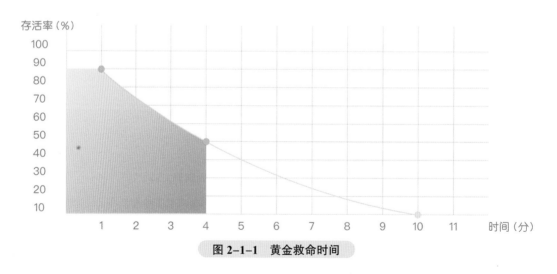

图 2-1-1　黄金救命时间

二、"生存链"的基本概念

1992 年，美国心脏协会心肺复苏指南提出"生存链"的基本概念（见图 2-1-2），具体描述了在突发事故或急症时，早期识别求救、早期心肺复苏、早期心脏电除颤以及早期高级生命支持。在突发事件中，尽快启动急救医疗服务体系（EMSS）可提高心脏骤停伤病员的生存率。这个急救体系实际是由许多急救机构和急救环节结合组成的，包括院前急救中心、急救站和医院急诊科，以及急救员和伤病员身边人员。以上环节共同构建了现场急救链，其中任何一个环节被打断或者削弱，都会使有效救治的目标难以实现。

急救医疗服务体系由两部分组成：①院前急救医疗服务系统承担预防急症发生、识别心脏骤停、实施现场复苏及其他医疗救护、将伤病员转送到相应医疗机构的任务；②医院急救医疗服务系统承担对送来急诊科的伤病员即刻进行高级生命支持，以及心肺复苏后综合性危重症的持续治疗任务。

《2010年美国心脏协会心肺复苏及心血管急救指南》中强调，有效的基础生命支持是高级生命支持成功的基础，开始后要尽可能减少中断高质量心肺复苏；在数分钟内对室颤/无脉室速的伤病员使用自动体外除颤仪进行电除颤。《指南》还提出新"生存链"的第五个环节即心脏骤停后多学科综合优化救治。

《2020年美国心脏协会心肺复苏及心血管急救指南》中再次强调，有效的基础生命支持是高级生命支持成功的基础，且因心脏骤停伤病员在初次住院后需经过较长恢复期，因此应正式评估其生理、认知和社会心理需求并给予相应支持，即提出了"生存链"的第六个环节——康复，使"生存链"构建成一个完整的闭环。

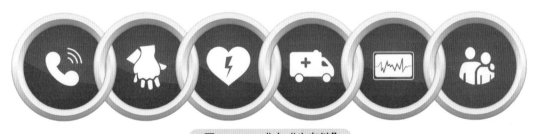

图 2-1-2　成人"生存链"

（一）第一环节——早期识别、拨打"120"

早期心脏性猝死的征兆有胸痛、气短等。做好紧急救护的宣教工作，让人们懂得在出现症状时及时向急救医疗服务体系求救是这一环节的关键。一旦识别心脏骤停，必须快速采取行动：

（1）第一反应者及时意识到伤病员出现心脏骤停的可能性，快速拨打"120"；

（2）告知伤病员情况并引导"120"快速找到伤病员所在地；

（3）"120"快速调派急诊医务人员；

（4）"120"引导急救员对伤病员作出处理；

（5）急救医疗服务小组携带必需的急救设备到达伤病员身边给予高级生命支持。

（二）第二环节——高质量心肺复苏术

在专业医务人员到达前，现场第一反应者识别出伤病员发生心脏骤停并立即实施心肺复苏，伤病员生存率会成倍增加。及时有效的现场急救更有利于提高婴儿和儿童的抢救成功率。

（三）第三环节——尽快取来并使用自动体外除颤仪

在中国，单纯的徒手心肺复苏抢救成功率约为 1%。如果更多人懂得心肺复苏和使用自动体外除颤仪对伤病员进行除颤，这对提高院外心脏骤停伤病员的生存机率起关键作用。

（四）第四环节——有效高级生命支持

早期高级生命支持是生存链中另一个关键环节。专业医务人员到达现场给予伤病员高级的生命支持。

（五）第五环节——心脏骤停后的综合治疗

即使伤病员自主循环恢复，仍要强调多学科综合优化救治。从伤病员心脏骤停识别开始至恢复自主呼吸后的一系列救治与康复是出院的前提。

（六）第六环节——康复

应正式评估伤病员生理、认知和社会心理需求并给予相应支持。

对于现场急救而言，第一、第二环节非常重要和关键。未接受过急救培训人员可按照"120"电话指导直接做单纯的胸外按压；接受过急救培训人员可用自动体外除颤仪在现场实施电除颤（未接受急救培训人员可根据自动体外除颤仪的语音提示操作）。后三个环节由专业急救人员在医院内进行。

第二节　高效的急救流程

在急救医疗服务体系中急救员应做到（见图2-2-1）：

（1）识别当前发生的急症；

（2）确保现场安全，并预防发生二次伤害可能；

（3）拨打急救电话"120"；

（4）提供及时有效的急救措施，直至接受过高级培训的医务人员到场。

拨打"120"时，你已启动急救人员网络或急救医疗服务体系。在急症发生时，使救援人员快速赶往现场可及时挽救生命。

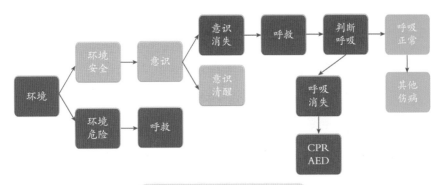

图2-2-1　高效的急救流程

一、评估现场

（一）确认现场安全

确保现场环境安全，对于你和伤病员及附近所有其他人员都是极其重要的。每次提供急救都应先评估现场，环顾四周，判断现场是否有发生第二次意外事故的可能，确保环境安全，才能实施更有效的救护。

（二）方法及注意事项

判断方法：环顾四周（见图2-2-2）。

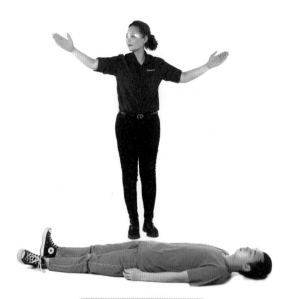

图 2-2-2 评估现场

在判断环境时，需要确认以下问题（见表 2-2-1）：

表 2-2-1 判断现场环境需注意的问题

	问题	解释
危险	• 是否存在置你或伤病员于危险境地的因素？ 例如来往车辆、火灾现场坍塌物、各种尖锐铁制品或运作中的机器等	• 只有在伤病员处于危险环境或为了安全施救时，才能移动伤病员
救援	• 周围是否有其他人可提供帮助？	• 如果有，请让其帮忙拨打"120"。如果附近没有其他人，则自己打电话求助
人物	• 谁受伤或生病了？	• 你可告知"120"调度员现场伤病员人数以及发生的具体事件
地点	• 你在哪里？	• 你需要告诉其他人如何到达你当前所在地，特别是"120"调度员。如果现场有其他人员，请派一人前去迎接医务人员，并把医务人员带到现场

（三）个人防护措施

个人防护设备简称"PPE"（Personal Protective Equipment）。在完成现场安全性的评估后，应马上采取以下通用的防护措施（见表 2-2-2）。这些防护措施之所以被称为"通用"，是因为在进行现场紧急救护时，我们应认为现场的体液或血液都含有病菌，做好个人防护有助于隔绝病菌的传染。

表 2-2-2   通用防护措施

- 如有必要，在任何时候都要戴上防护用具（见图 2-2-3）
- 只要提供急救都应做好防护，戴上防护手套
- 如果伤病员出现出血情况，应戴上手套和护目用具

- 将所有接触过伤病员的血液或体液的一次性用品装进密封袋，将密封袋带到医疗垃圾回收点进行处理
- 在正确脱除手套并处理后，用洗手液和流动水彻底清洗双手

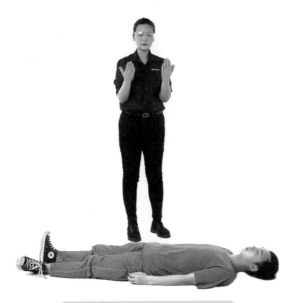

图 2-2-3   做好个人防护措施

（四）正确摘除手套的方法及步骤

摘除手套过程中存在感染风险，因此需要用正确的方法脱除手套（见表 2-2-3）。

表 2-2-3   脱除手套的正确方法及步骤

- 捏住一只手套袖口的外层靠近手腕的部位，向下翻卷至内层全部暴露（见图 2-2-4a、b）
- 另一只戴手套的手将脱除的手套握在手心
- 将已脱除手套的手的两根手指，从仍戴着手套的手的袖口处插入（见图 2-2-4c）
- 同样向下翻转至内层完全暴露，并将上一只脱除的手套包裹其中（见图 2-2-4d）
- 手套上残留血液或体液，应正确弃置手套
- 彻底洗手

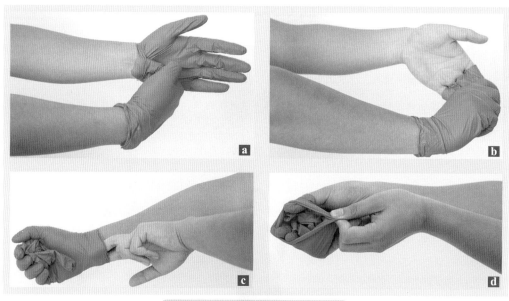

图 2-2-4　正确脱除手套的步骤

（五）医疗废弃物处理

请务必正确弃置使用过的防护手套，将被污染手套放入黄色医疗垃圾袋中，确保接触到该医疗垃圾袋的其他人不会接触袋中血液或体液，然后交由医务人员进行处理。

如果没有黄色医疗垃圾袋，请将被污染的手套放入密封的塑料袋内（见图 2-2-5），再送至医疗垃圾回收点进行处理。

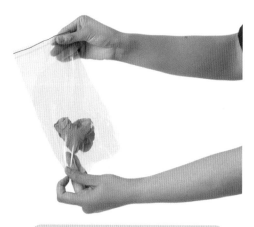

图 2-2-5　正确处理污染的手套

（六）践行良好的手部卫生

急救员即使佩戴防护手套，也应每次施救后及时洗手，以防血液或体液接触双手。

在脱除手套后一定要洗手 20 秒以上，以防有血液或体液残留在手上。认真洗手是抵御感染的重要防护措施之一（见图 2-2-6）。

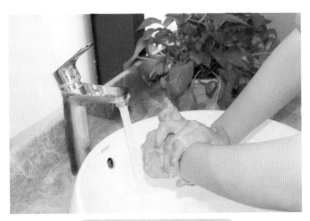

图 2-2-6　及时清洗双手

二、判断意识

（一）成人、儿童与婴儿判断意识方法

现场急救人员在伤病员身边快速判断其有无损伤和反应，判断成人意识可轻拍伤病员双肩，并靠近其头部大声呼喊："先生 / 女士，你还好吗？"伤病员不能做出挪动、说话、眨眼等反应即判断为无反应、无意识（见图 2-2-7a）。

儿童与成人判断意识的方法相同（见图 2-2-7b）。

判断婴儿意识的方法为：拍击婴儿足底（见图 2-2-7c）。

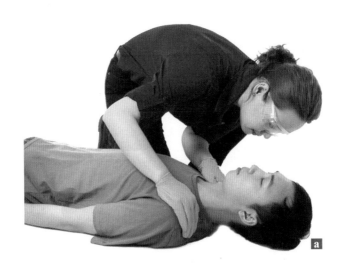

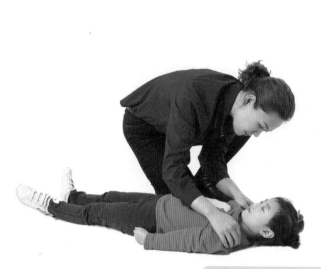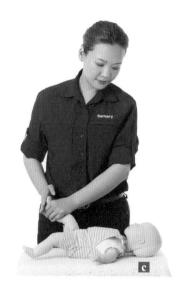

图 2-2-7 判断意识

（二）伤病员有意识和无意识做法（见表 2-2-4）

表 2-2-4 判断伤病员有无意识的操作流程

发现问题的步骤	
• 确保现场是安全的	
• 检查确认伤病员是否有反应。靠近伤病员，轻拍其双肩并大声呼喊："先生/女士/小朋友，你还好吗？"	
如果伤病员有反应	如果伤病员无反应
• 询问发生了什么问题	• 大声呼喊求救并拨打"120" • 拨打或派人拨打"120"并取来急救箱和 AED • 如果你是独自一人且带有手机，请将手机置于免提模式并拨打"120"，可在调度员的帮助下实施现场急救
• 如果伤病员仅有挪动、呻吟或叹息，请大声呼喊求助。拨打或派人拨打"120"并取来急救箱和 AED，同时密切观察伤病员呼吸	• 检查呼吸 • 如果伤病员呼吸正常，请守在他身边直到专业医务人员到来，同时检查伤病员是否有明显外伤以及是否有佩戴医疗配饰 • 如果伤病员呼吸不正常或者仅有濒死叹息样呼吸，请实施心肺复苏并使用 AED
• 查看有无明显的创伤征象，例如有出血、骨折、烧伤或咬伤等创伤征象立刻实施现场处理；查看是否有医疗信息配饰，由此得知伤病员是否存在某种严重的医学状况 • 守在伤病员身边，并等待救护车的到来	• 持续施救直至伤病员复苏或专业的医务人员到场

三、寻求帮助

一般原则是，只要发现有人患重病、受重伤或不确定该如何处理某种急症的情况时，就应拨打急救电话"120"（见图2-2-8），启动 EMSS。

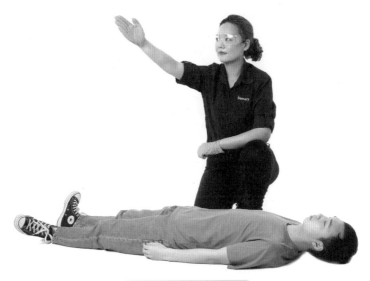

图 2-2-8　寻求帮助

发现伤病员无意识、无反应，首先拨打急救电话，向"120"求救，目的是求救于专业医务人员。拨打"120"应注意以下几点：

（1）保持冷静，不要慌张；

（2）说明伤病员受伤情况（受伤种类及严重程度）；

（3）说明伤病员所在位置；

（4）说明现场可联系的电话号码；

（5）说明已给予伤病员何种急救措施（正在进行 CPR 或正在使用 AED 等）；

（6）大型灾难事故现场需提供伤病员人数；

（7）在无接受过急救培训的人员在场的情况下，未经 CPR 培训者可在"120"调度员的电话指导下实施 CPR；

（8）在调度员告诉你可以挂断电话前，请保持通话状态；回答调度员的问题并不会延缓救援人员的抵达时间；

（9）如果你拨打"120"时过于紧张，不知该如何描述现场情况，请一定听清楚并准确地回答调度员的问题，并等待调度员告诉可以结束时，再挂断电话；

（10）事发现场如有其他人，请叫一人帮忙拨打"120"并取来急救箱和AED；如果是独自一人并携带手机，请拨打"120"并将手机置于免提模式（图2-2-9），这样方便按照调度员的指示操作。

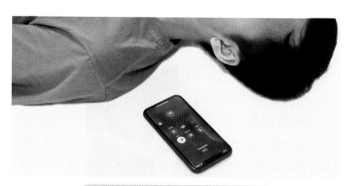

图 2-2-9　将手机置于免提模式

操作总结见表2-2-5。

表 2-2-5　现场寻求帮助的方法

现场情况	第一反应者做法
独自一人	• 呼喊求助 • 伤病员无反应、无意识需要现场急救，请拨打"120"并将手机置于免提模式 • 调度员将提供更详细的指示，例如如何施救、如何给予心肺复苏和使用AED等
与其他人一起	• 请守在伤病员身边，如果你学过如何提供急救，则应同时准备实施急救 • 另外派一个人拨打"120"并取来急救箱和AED。让其将手机置于免提模式，方便你接受调度员的进一步指示

四、判断呼吸

若伤病员没有反应，应检查呼吸是否正常。反复扫视伤病员胸、腹部至少5秒（但不超过10秒），观察伤病员胸、腹部的起伏，如图2-2-10与表2-2-6所示。

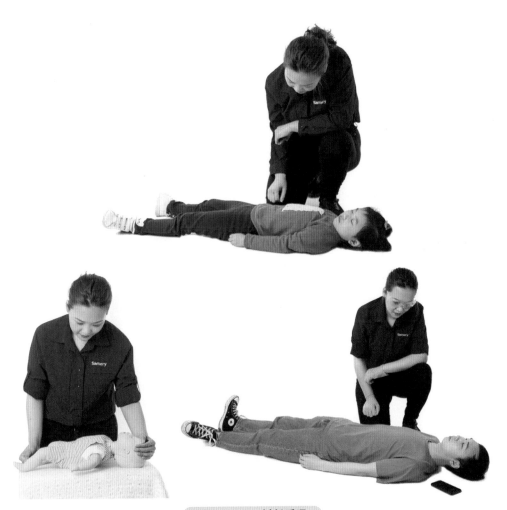

图 2-2-10 判断呼吸

表 2-2-6 判断呼吸的操作流程

伤病员无反应，呼吸正常	<ul><li>说明他不需要进行心肺复苏</li><li>让伤病员侧卧（如果你认为伤病员的颈部或脊柱没有受伤），保持呼吸道通畅</li><li>守在伤病员身边，并等待专业医务人员的到来</li></ul>
伤病员无反应，呼吸异常或仅有濒死叹息样呼吸	<ul><li>表明伤病员需要实施心肺复苏</li><li>确保伤病员仰卧在平坦表面上</li><li>开始实施心肺复苏</li></ul>

提示：正常成年人安静状态下，每分钟呼吸 16～20 次

五、心肺复苏体位

现场急救人员判断伤病员无反应、无呼吸或是呼吸异常时，应将伤病员置于心肺复苏体位。对怀疑有颈椎受伤的伤病员，翻转身体时要使其头、颈、背部呈轴向转动，以免导致脊髓损伤。

（一）急救员体位

急救员位于伤病员的一侧，宜于右侧，近胸部位置（见图2-2-11）。

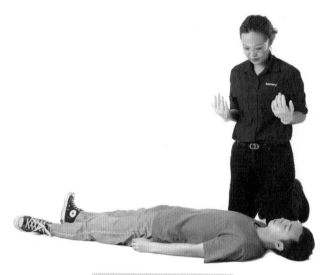

图 2-2-11　急救员体位

（二）复苏体位

如果伤病员处于俯卧位或其他不宜复苏的体位，急救人员应在伤病员的一侧，将其双上肢向头部方向伸直，将对侧小腿置于同侧小腿上，呈交叉状。急救员用一手托住伤病员的头枕部，另一手放置其对侧腋下，使伤病员整个身体呈轴向翻转至急救员一侧。置于仰卧位后，将伤病员双上肢置于其身体两侧（见图2-2-12a、b、c、d、e、f）。

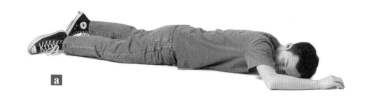

a

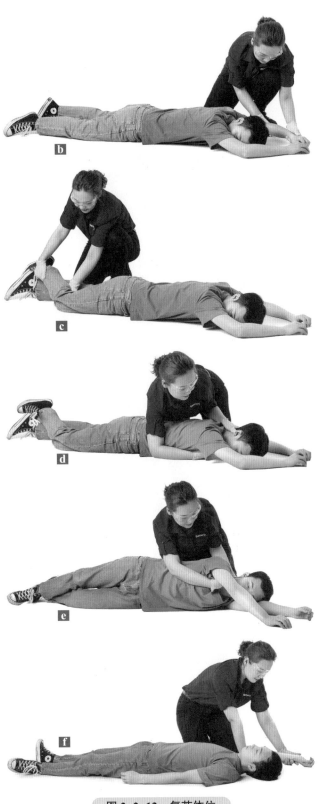

图 2-2-12　复苏体位

（三）复原体位

如果在实施心肺复苏时，伤病员恢复呼吸和循环体征（正常呼吸、咳嗽或活动），应继续维持其呼吸道通畅。此时，将伤病员应放置于复原体位（见图 2-2-13a、b、c）。

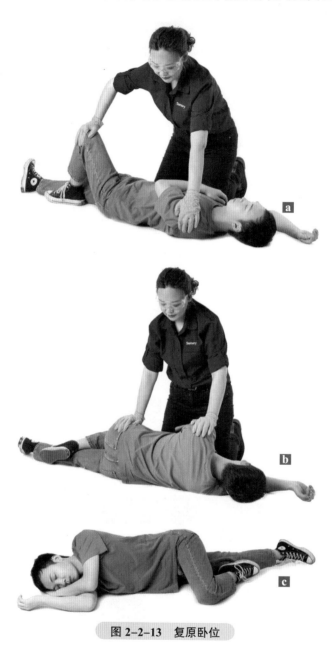

图 2-2-13　复原卧位

第三章　成人心肺复苏及自动体外除颤仪的操作

第一节　成人心肺复苏

一、胸外按压

心肺复苏最重要的部分是胸部的用力快速按压，按压胸部会令血液泵流向大脑及身体各个器官。急救员将一手掌根紧贴伤病员胸骨下半部两乳头连线中点，另一手掌重叠于前一手背上，垂直向下用力按压 30 次（见图 3-1-1a、b、c、d）。

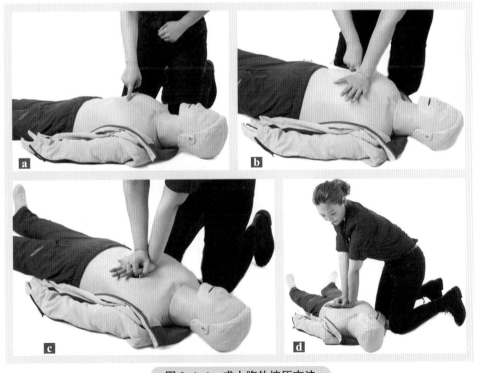

图 3-1-1　成人胸外按压方法

二、人工呼吸

（一）开放气道（压额抬颏法）

检查伤病员口中有无异物，如有异物将其取出，用压额抬颏法打开气道，使伤病员鼻孔朝天（见图3-1-2）。

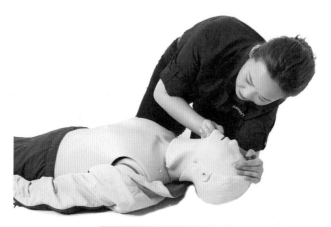

图 3-1-2　压额抬颏法

（二）口对口人工呼吸

口对口人工呼吸是一种快捷有效的通气方法，急救员呼出的气体中氧气含量足以满足伤病员需求。实施口对口人工呼吸时，在保持伤病员气道开放的同时，急救员用一手的拇指和食指捏住伤病员的鼻子，正常呼吸一次后，张嘴包住伤病员的嘴唇，在平静呼吸状态下，给予伤病员2次人工呼吸（每次吹气1秒）。每次吹气时，观察伤病员的胸廓是否隆起（见图3-1-3）。若未见胸廓隆起，可将其头部放置正常位置后重新开放气道，然后再给予一次吹气。注意胸外按压中断的时间不要超过10秒。

实施口对口人工呼吸时是有可能被传染疾病的，如果不能确保自身安全，急救员可实施单纯的胸外按压进行施救。

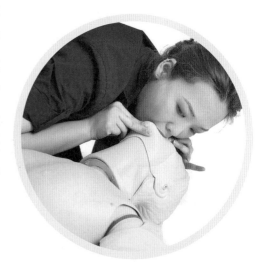

图 3-1-3　口对口人工呼吸

（三）使用简易呼吸气囊的人工呼吸

简易呼吸气囊由进气阀、气囊和换气阀组成，一般配有储气袋、呼吸面罩等附件，是一种通过施救者按压设备上的气囊，从而实现向伤病员肺部通气的复苏装置（图3-1-4）。

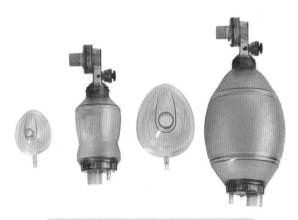

图3-1-4 不同尺寸的简易呼吸气囊

急救员位于伤病员一侧，用压额抬颌法使其头部向后仰，使气道保持通畅。将面罩扣住口鼻，拇指和食指紧紧按住面罩，其他的手指则紧贴于下颌。用另一只手挤压气囊球体，使气体进入伤病员肺部，规律地挤压球体可使呼吸气囊有足够的吸气/吹气时间（图3-1-5）。

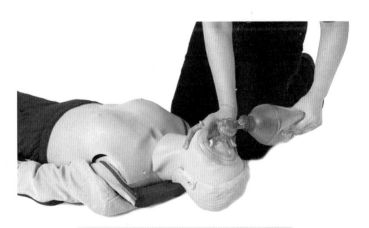

图3-1-5 成人简易呼吸气囊使用方法

三、高质量成人心肺复苏标准

有效的胸外按压可令心脏产生压力。通过按压使血液流向肺脏及身体各个器官，并辅以人工呼吸完成气体交换，为大脑和其他重要器官提供充足的血氧（见图 3-1-6）。

按压与吹气以 30∶2 为一循环。现场急救需实施不间断的胸外按压与人工呼吸，持续至伤病员恢复自主心跳、呼吸或专业医务人员到场。

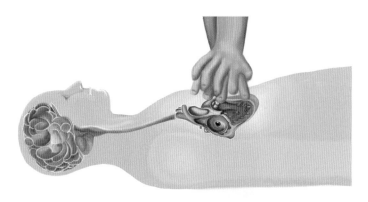

图 3-1-6　高质量成人心肺复苏标准

（一）足够的深度

按压深度为 5 ～ 6 厘米。2015 版《心肺复苏指南》数据表明相比于较浅的按压，大约 5 厘米的按压深度更有可能取得较好结果。虽然有关按压深度是否有上限的证据较少，但最近一项研究表明，胸部按压深度过深（大于 6 厘米）会造成损伤（不危及生命）。

（二）足够的速度

胸外按压的实施需要达到 100 ～ 120 次 / 分钟的速率。当按压速率超过 120 次 / 分钟时，快速无效的按压不仅会消耗急救员的体能，按压深度也会因由剂量依存的原理而减少。

（三）胸廓充分回弹

胸廓充分回弹是指在胸外按压的回弹阶段，胸廓回弹至自然位置。胸廓回弹不充分会增加胸廓内压力，导致静脉回流减少、心肌血流和冠状动脉灌注压力不足，从而影响复苏效果。

（四）按压中断时间不超过 10 秒

在胸外按压中尽可能减少中断，此类中断包括给予伤病员人工呼吸及更替按压实施者的时间。给予伤病员两次人工呼吸的同时，不得使按压中断时间超过 10 秒。限制按压中断时间是增加冠状动脉灌注和促进血液循环的关键。

（五）避免过度通气

给予伤病员过量的通气可能导致伤病员胃胀气，甚至出现严重的并发症，如胃内容物反流，导致误吸或吸入性肺炎。胃内压力升高后，膈肌上抬，会限制肺的运动。所以吹气不可过快或过度用力，减少吹气量及气道压峰值水平有助于降低食管内压，减少胃胀气的发生。

第二节　自动体外除颤仪

在"生存链"各环节中，早期电除颤是提高生存率的有效手段，对救治院前心脏骤停的伤病员起到关键作用。发生室颤时，每延迟电除颤 1 分钟，伤病员死亡率会增加 7%～10%。在人口稠密的社区与场所，配备自动体外除颤仪（AED）并培训工作人员使用，对抢救心脏骤停伤病员具有重大的生命意义（见图 3-2-1）。

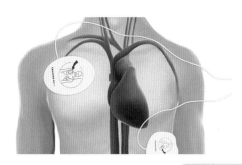 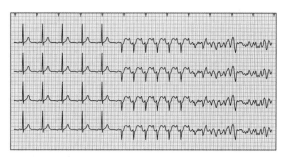

图 3-2-1　现场除颤的重要性

AED 包括自动心脏节律分析系统和电击咨询系统，可自动提出是否需要实施电击的指令，由操作者判断后，按"除颤"键完成电除颤。AED 只适用于无反应、无呼吸和无循环体征的心室颤动或无脉性室速的伤病员。AED 在极短的时间内放出大量电流经过心脏，以终止心脏所有不规律不协调的活动，配合 CPR 使心脏电流达到自我正常化。

心脏跳动异常会使血液循环紊乱，导致全身各个器官的血液供应不足，10 秒后脑细胞就会发生损伤。数分钟内得不到正确有效的抢救，大脑将会受到不可逆的损害。

一、早期实施电除颤

（1）心脏骤停最常见的是心室纤维性颤动或无脉性室速；

（2）治疗室颤的最有效方法是实施及时有效的电除颤；

（3）有效的除颤是抢救成功的关键。

二、AED 使用及操作流程

（一）打开电源

AED 操作安全、准确且使用方便。使用 AED，先按"开机"按钮或掀开盖子以开启 AED 电源，根据语音提示进行下一步操作（见图 3-2-2）。

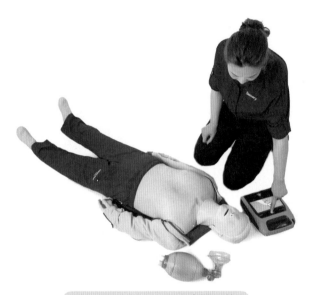

图 3-2-2　打开 AED 电源开关

（二）粘贴电极片

电极片贴放的位置关系到除颤效果，将一电极片贴置于左腋前线第五肋间处，另一电极片贴置于胸骨右缘，锁骨下方（见图 3-2-3a）。

注意将电极片接头与 AED 相连（见图 3-2-3b）。

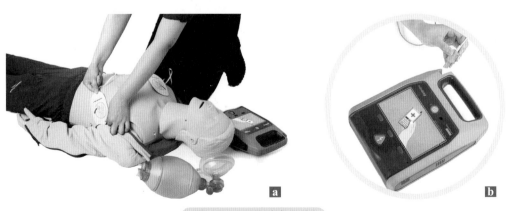

图 3-2-3　粘贴电极片

粘贴电极片特殊情况处理见表 3-2-1。

表 3-2-1　成人粘贴电极片注意事项

伤病员	急救员
•胸部有胸毛	•用刮毛刀快速剃除电极片贴置部位处毛发 •如有另一组电极片,可用其去掉毛发
•躺在水中或身上有水	•快速将伤病员移至干燥区域 •在粘贴电极片前,快速擦拭胸部的水渍
•佩戴植入式起搏器	•避开起搏器的位置粘贴电极片,按正常步骤进行操作
•有药物贴片和伤口	•不要直接将电极片贴在伤口上 •做好防护措施,避开药物贴片粘贴电极片

（三）分析心率及除颤

急救员示意周围群众不要接触伤病员,等待 AED 自动分析心率是否需要电除颤（见图 3-2-4）。

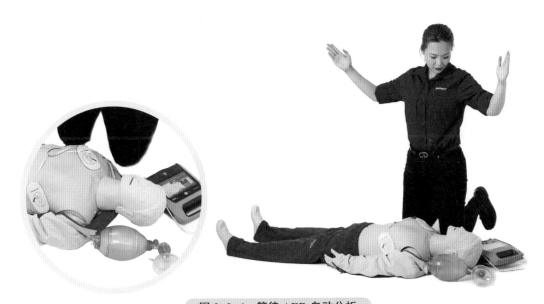

图 3-2-4　等待 AED 自动分析

急救员得到除颤信息后,等待充电,确认所有人员未接触伤病员,按下"除颤"按键（见图 3-2-5）。电击后请勿撕下电极片。

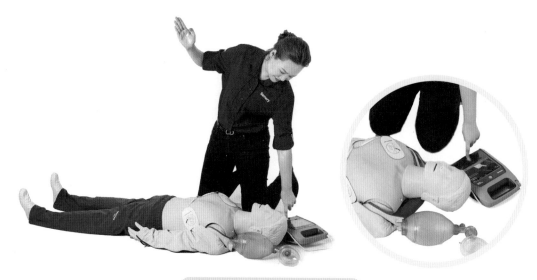

图 3-2-5 按下"除颤"按键

（四）除颤后实施心肺复苏

AED 给予电击后，不用移除 AED，可让 AED 继续监护与记录。立即继续实施心肺复苏，并按照 AED 提示操作，直至呼吸、心跳恢复或专业医务人员到场（见图 3-2-6）。

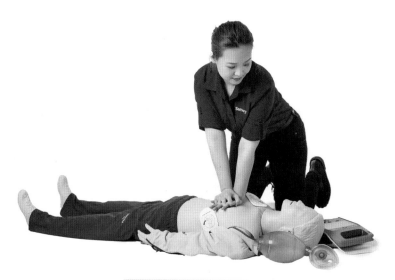

图 3-2-6 继续实施 CPR

总结：成人 CPR 及 AED 流程见图 3-2-7。

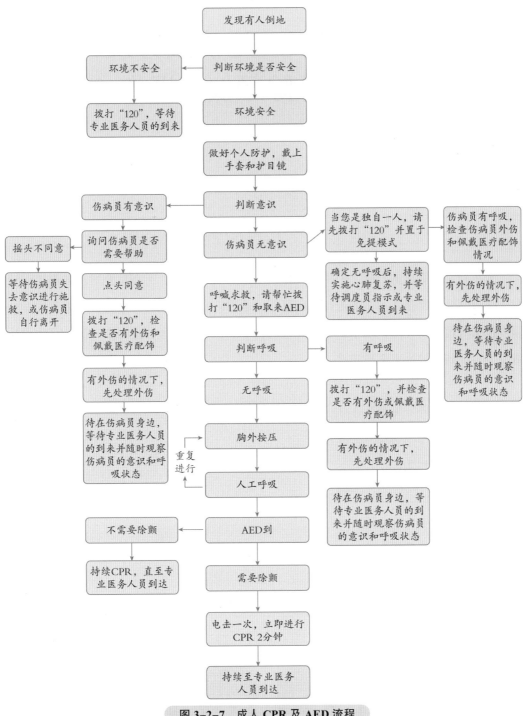

图 3-2-7　成人 CPR 及 AED 流程

第三章　成人心肺复苏及自动体外除颤仪的操作

第四章 儿童心肺复苏及自动体外除颤仪的操作

第一节 儿童心肺复苏

儿童通常有健康的心脏，但由于儿童的气道较成人狭窄，舌在口腔所占体积相对较大，呼吸问题通常是儿童需要进行心肺复苏的原因。造成儿童需要进行心肺复苏的其他原因包括气道异物梗阻、溺水、创伤和电击伤等。在儿童"生存链"中，预防是防止儿童发生心脏骤停的最重要措施之一。

儿童"生存链"见图 4-1-1：

（1）预防意外损伤及心脏骤停；

（2）早期心肺复苏；

（3）呼救；

（4）早期高级生命支持；

（5）心脏骤停后综合治疗；

（6）康复。

如果独自一人施救并且携带手机，请拨打"120"并将手机置于免提模式，再实施心肺复苏。

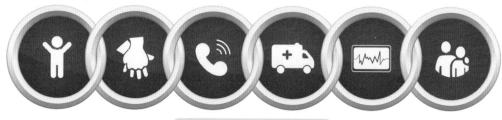

图 4-1-1 儿童"生存链"

一、胸外按压

当儿童出现心脏骤停时，血液会停止输送至全身各个器官。胸外按压可使血液泵送到大脑及身体各个器官。

2020年《心肺复苏指南》已将婴儿、儿童和青少年的基础生命支持（PBLS）和CPR建议与儿童高级生命支持（PALS）建议并入同一份文档。

根据儿童复苏的最新数据，针对所有儿童复苏场景，建议将辅助通气频率增至每2～3秒通气1次（每分钟通气20～30次），即现场若没有高级气道，应采用15∶2的按压－通气比率。要进行高质量的儿童心肺复苏，应注意以下几点：

（1）提供足够深度的按压；

（2）提供足够速率的按压；

（3）每次按压后，让胸廓恢复至正常位置；

（4）按压中断的时间不要超过10秒；

（5）人工呼吸时，避免过度通气。

在为儿童实施胸外按压时，请优先考虑单手操作。如果用单手操作不能按压儿童胸廓厚度的1/3，则可用双手按压胸部。

单手按压：将一只手的掌根放在患儿胸骨下半段，两乳头连线中点（见图4-1-2）。

双手按压：将一只手的掌根放在患儿胸骨下半段，两乳头连线中点；将另一只手掌叠放在第一只手的手背上（见图4-1-3）。

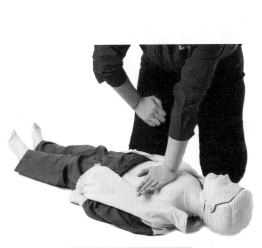

图 4-1-2　单手按压

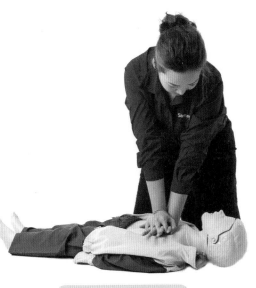

图 4-1-3　双手按压

二、人工呼吸

在实施 15 次胸外按压后，需要给予儿童 2 次人工呼吸（见图 4-1-4）。人工呼吸时，需要达到胸部微微隆起，当看到胸部微微隆起时，说明给予的人工呼吸是有效的。

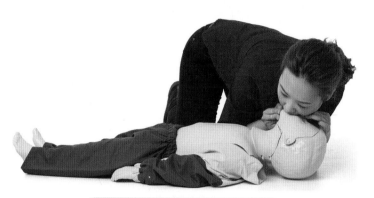

图 4-1-4　对儿童实施人工呼吸

（一）开放气道（压额抬颏法）

进行人工呼吸时，应先开放气道，可使舌根从咽喉部抬起，从而达到气道开放的目的。一只手放在患儿前额，另一只手的手指放在下颌处，抬起下颌使下颌与耳垂连线与地面成 60 度角（图 4-1-5）。

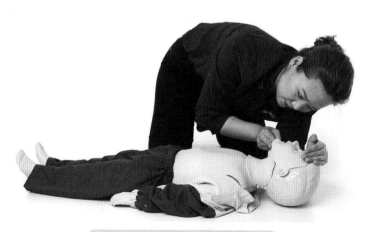

图 4-1-5　儿童开放气道的方法

（二）口对口人工呼吸

《2020年美国心脏协会心肺复苏和心血管急救指南》中提出，对于儿童及婴儿心肺复苏应当包含胸外按压和人工呼吸。即便在不使用防护装置的情况下给患儿实施人工呼吸，通常也是安全的（若不愿意直接给予人工呼吸，请实施单纯的胸外按压）。

儿童口对口人工呼吸操作流程如下：

（1）在保持患儿气道开放的同时，用一手的拇指和食指捏住患儿的鼻子；

（2）正常呼吸一次后，张嘴包住患儿的嘴唇（见图4-1-6）；

（3）急救员在平静呼吸状态下，给予患儿2次人工呼吸（每次吹气1秒）。每次吹气时，观察患儿的胸廓是否隆起。若未见胸廓隆起，可将头部放置正常位置后重新开放气道，然后再给予一次吹气，注意胸外按压中断的时间不要超过10秒。

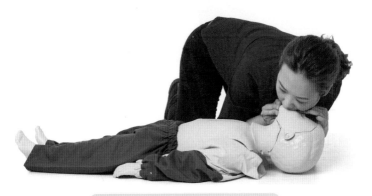

图4-1-6 儿童口对口人工呼吸

（三）使用简易呼吸气囊的人工呼吸

在进行人工呼吸时，急救员可能会接触到伤病员的血液、体液或呕吐物等造成疾病感染，简易呼吸气囊能为急救员起到防护作用（见图4-1-7）。

简易呼吸气囊有多种尺寸，在现场需根据伤病员的情况选择合适的尺寸。简易呼吸气囊由进气阀、气囊和换气阀组成，一般配有储气袋、呼吸面罩等附件，是一种通过施救者按压设备上气囊从而实现向伤病员肺部通气的复苏装置。

施救者位于患儿一侧，用压额抬颌法使其头部向后仰，使气道保持通畅。将面罩扣住口鼻，用拇

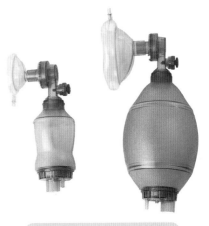

图4-1-7 简易呼吸气囊

指和食指紧紧按住面罩，其他的手指则紧贴于下颌。用另一只手挤压气囊球体，使气体进入患儿肺部，规律地挤压球体可提供足够的吸气／吹气时间（图 4-1-8）。

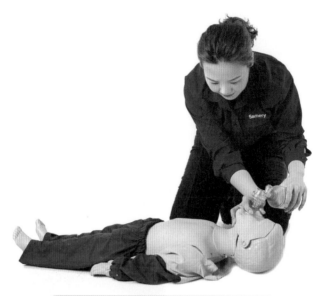

图 4-1-8　儿童简易呼吸气囊使用方法

三、高质量儿童心肺复苏标准

用单手或双手给予患儿 15 次胸外按压。

按压与吹气以 15∶2 为一循环。现场急救需实施不间断的胸外按压与人工呼吸，持续至恢复自主心跳呼吸或专业医务人员到来。

（一）足够的深度

垂直向下按压胸廓厚度的 1/3 ～ 1/2。

（二）足够的速度

胸外按压的实施需要达到 100 ～ 120 次／分钟的速率。当按压速率超过 120 次／分钟时，快速无效的按压不仅会消耗体能，按压深度也会因由剂量依存的原理而减少。

（三）胸廓充分回弹

胸廓充分回弹即指在胸外按压的回弹阶段，胸廓回弹至自然位置。胸廓回弹不充分会增加胸廓内压力，导致静脉回流减少、心肌血流和冠状动脉灌注压力不足，影响复苏效果。

（四）按压中断不超过10秒

在完成15次按压后，给予患儿2次人工呼吸，注意按压中断的时间不要超过10秒。

（五）避免过度通气

每次给予人工呼吸时，观察患儿的胸廓是否有起伏，注意在平静呼吸的情况下给予患儿2次吹气，避免过度通气。

第二节　自动体外除颤仪

若有可能须尽快使用AED，心肺复苏配合自动体外除颤仪使用，能有效提高抢救成功率。一些品牌的AED具有儿童切换模式或配有儿童电极片，请对儿童或婴儿发送较小的电击能量。如果AED无法发送较小的电击能量，对于婴儿和8岁以下的儿童也可使用成人的电极片电击能量除颤。

（一）打开电源

使用AED，先按"开机"按钮或掀开盖子以开启AED电源，根据语音提示进行下一步操作（见图4-2-1）。

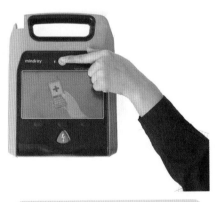

图4-2-1　打开AED电源开关

（二）粘贴电极片（8岁以下用儿童电极片，特殊情况可用成人电极片）

有些品牌的AED配有儿童电极片、电极片衰减器或者有儿童模式按钮（见图4-2-2），在现场若给8岁以下的儿童或婴儿进行除颤，要切换至儿童模式或使用儿童电极片，若没有儿童模式或儿童电极片则使用成人电极片。

如果是 8 岁及以上的儿童，则使用成人电极片。

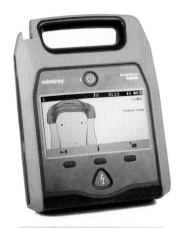

图 4-2-2　儿童模式切换

撕掉电极片贴膜，按照电极片上图示粘贴电极片，将一电极片贴置于左腋前线第五肋间处；另一电极片贴置在胸骨右缘，锁骨下方（见图 4-2-3a）。请确保电极片之间没有相互接触，如果患儿胸部较小，电极片可能重叠，这种情况下需要将一电极片贴于患儿胸前正中，另一电击片贴于背部左肩胛处（见图 4-2-3b）。

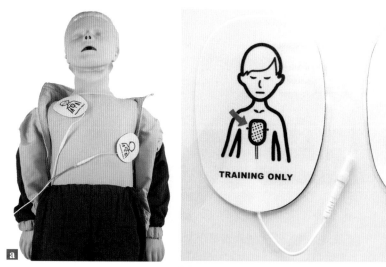
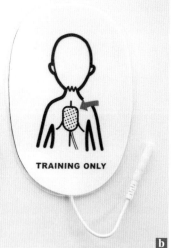

图 4-2-3　儿童电极片粘贴方法

粘贴电极片特殊情况处理见表 4-2-1。

表 4-2-1 儿童粘贴电极片注意事项

伤病员	急救员
• 躺在水中或胸部有水	• 快速将患儿移至干燥区域 • 在粘贴电极片前快速擦拭胸部的水渍
• 佩戴植入式起搏器	• 避开起搏器的位置粘贴电极片，按正常步骤进行操作
• 有药物贴片和伤口	• 不要直接将电极片贴于伤口上 • 做好防护措施避开药物贴片粘贴电极片

（三）分析心率及除颤

急救员示意周围群众不要接触患儿，等待 AED 分析心率是否需要电除颤（见图 4-2-4）。

急救员得到除颤信息后，等待充电，确认所有人员未接触患儿，按下"除颤"按键（见图 4-2-5）。分析心率及电击时请勿接触患儿，电击后请勿撕下电极片。

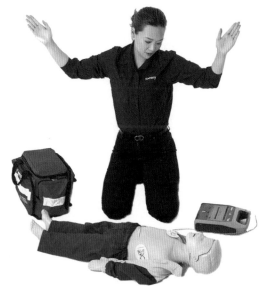

图 4-2-4 等待 AED 自动分析

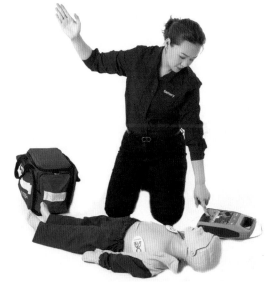

图 4-2-5 按下"除颤"按键

（四）除颤后实施心肺复苏

AED 给予电击后，立即实施心肺复苏，并继续按照 AED 提示操作。

总结：儿童 CPR 及 AED 流程见图 4-2-6。

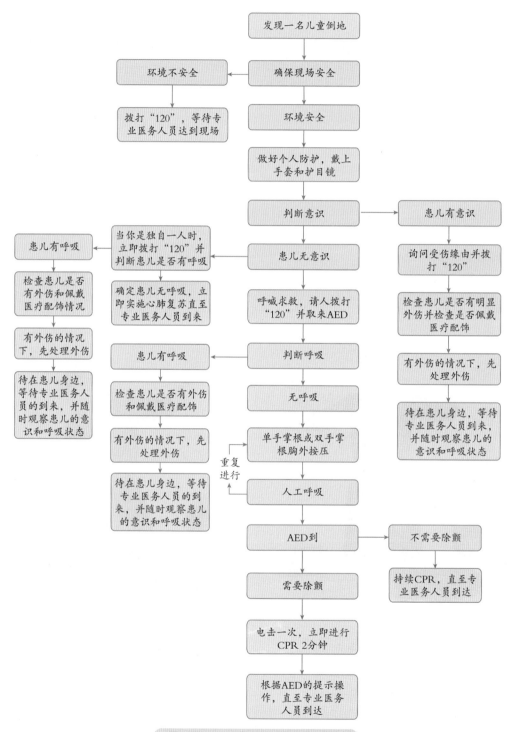

图 4-2-6 儿童 CPR 及 AED 流程

第五章　婴儿心肺复苏及自动体外除颤仪的操作

第一节　婴儿心肺复苏

当婴儿的心脏停止跳动时，血液会停止输送到全身，按压胸廓可将血液泵送到大脑和心脏等器官。

提供快速有力的胸外按压对婴儿来说同等重要。

一、胸外按压

由于婴儿体型非常小，因此给婴儿、儿童和成人实施心肺复苏存在一定差别。为婴儿提供胸外按压时，只需要使用一手的两指进行操作。胸外按压是心肺复苏的最重要环节。要进行高质量的心肺复苏，应做到以下几点：

（1）提供足够深的按压；

（2）提供足够速率的按压；

（3）每次按压后，让胸部恢复到正常位置；

（4）按压中断的时间不要超过 10 秒；

（5）人工呼吸时，避免过度通气。

在为婴儿实施胸外按压时，请用两手指并拢按压在婴儿两乳头连线正下方（见图 5-1-1）。

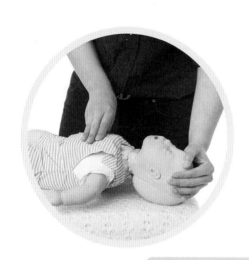
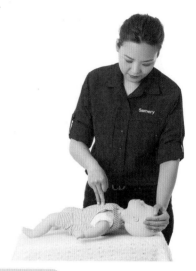

图 5-1-1　婴儿胸外按压的方法

二、人工呼吸

在人工呼吸前，应开放气道，这可使舌根从咽喉部抬起，从而确保给予婴儿的吹气是有效的。在开放气道过程中，应避免按压颈部或下颌的柔软部位，因为这样可能阻塞气道。另外，不要让婴儿头部过度后仰，因为开放气道幅度过大可能使婴儿气道闭合，导致空气无法进入。

（一）开放气道（压额抬颏法）

一只手放在婴儿的前额，另一只手的手指放在下颌骨部位轻轻上抬，使头部后仰至气道开放（图 5-1-2）。

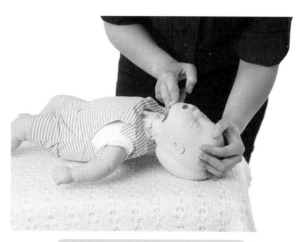

图 5-1-2　婴儿开放气道的方法

（二）不使用简易呼吸气囊的人工呼吸（口对口鼻）

在使气道开放的同时，正常呼吸一次后，用口包住婴儿的口鼻（见图 5-1-3），如果很难实现有效贴合，可使用口对口或口对鼻吹气。

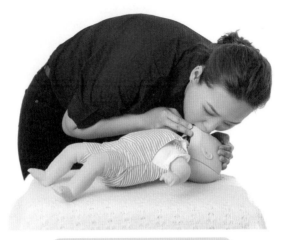

图 5-1-3　婴儿口对口鼻呼吸

在使用口对口吹气时，请捏住婴儿的鼻子，而采用口对鼻吹气时，应封住婴儿的嘴。

给予 2 次人工呼吸（每次吹气约 1 秒）。每次人工呼吸时，观察婴儿的胸廓是否微微隆起。

若给予人工呼吸时胸廓未隆起，请将婴儿头部重新置于正常位置，重新开放气道后再给予一次人工呼吸，确保胸廓隆起。注意按压中断的时间不要超过 10 秒 。

（三）使用简易呼吸气囊的人工呼吸

在给婴儿做人工呼吸时，也可使用简易呼吸气囊。简易呼吸气囊的种类繁多，有不同尺寸可供成人、儿童和婴儿使用，因此务必使用正确的尺寸（见图 3-1-4）。

施救者位于婴儿一侧，用面罩覆盖婴儿的口鼻，如果面罩一端较窄，请将较窄的一端置于鼻梁上，使较宽的一端覆盖婴儿的嘴，并用拇指和食指紧紧按住面罩，其他的手指则紧贴于婴儿下颌。将面罩压紧同时使其头部后仰并抬起下颌，确保气道开放。另一手挤压气囊球体，使气体进入肺部，规律地挤压球体可提供足够的吸气 / 吹气时间（见图 5-1-4）。

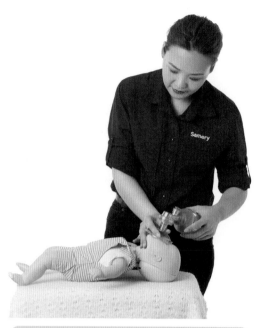

图 5-1-4 婴儿简易呼吸气囊的使用方法

三、高质量婴儿心肺复苏标准

按压与吹气以 15∶2 为一循环。现场急救需实施不间断的胸外按压与人工呼吸，持续至恢复自主心跳呼吸或专业医务人员到来。

（一）足够的深度

垂直向下按压胸廓厚度的 1/3 ～ 1/2。

（二）足够的速度

胸外按压的实施需要达到 100 ～ 120 次 / 分钟的速率。当按压速率超过 120 次 / 分钟时，快速无效的按压不仅会消耗体能，按压深度也会因由剂量依存的原理而减少。

（三）胸廓充分回弹

胸廓充分回弹即指在胸外按压的回弹阶段，胸廓回弹至自然位置。胸廓回弹不充分会增加胸廓内压力，导致静脉回流减少、心肌血流和冠状动脉灌注压力不足，从而影响复苏效果。

（四）按压中断时间不超过 10 秒

在完成 15 次按压后，给予婴儿 2 次人工呼吸，注意按压中断的时间不要超过 10 秒。

（五）避免过度通气

开放气道给予婴儿 2 次人工呼吸，每次吹气 1 秒，每次给予人工呼吸时，观察婴儿的胸廓是否有起伏，注意避免过度通气，以免损伤肺泡或引起胃扩张。

第二节　自动体外除颤仪

有可能须尽快使用 AED，心肺复苏和自动体外除颤仪结合使用，能提高抢救成功率。

一些品牌的 AED 具有儿童切换模式或配有儿童电极片，可以对儿童或婴儿发送较小的电击能量。

如果 AED 无法发送较小的电击能量，对于婴儿和 8 岁以下的儿童也可使用成人的电极片给予电击除颤。

（一）打开电源

使用 AED，先按"开机"按钮或掀开盖子以开启 AED 电源，根据语音提示进行下一步操作。

（二）粘贴电极片

有些品牌的 AED 配有儿童电极片、儿童电极片衰减器或者有儿童模式按钮，在现场若给 8 岁以下的儿童或婴儿进行除颤，要切换儿童模式或使用儿童电极片，若没有儿童模式或儿童电极片则使用成人电极片。

撕掉电极片贴膜，按照电极片上图示粘贴电极片，将一电极片贴于患儿胸前正中，另一电极片贴于背部左肩胛处。

粘贴电极片特殊情况处理见表 5-2-1。

表 5-2-1　婴儿粘贴电极片注意事项

伤病员	急救员
• 躺在水中或胸部有水	• 快速将患儿移至干燥区域 • 请在粘贴电极片前快速擦拭胸部的水渍
• 佩戴植入式起搏器	• 避开起搏器的位置粘贴电极片，按正常步骤进行操作
• 有药物贴片和伤口	• 不要直接将电极片贴于伤口上 • 做好防护措施避开药物贴片粘贴电极片

（三）分析心率及除颤

急救员示意周围群众不要接触婴儿，等待 AED 分析心率是否需要电除颤。

急救员得到除颤信息后，等待充电，确认所有人员未接触婴儿，按下"除颤"按键。电击后请勿撕下电极片（见图 5-2-1）。

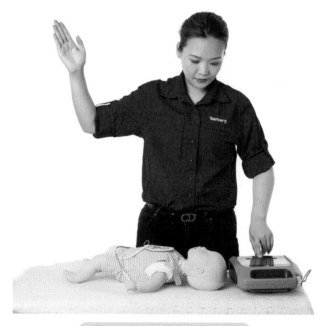

图 5-2-1　对婴儿使用 AED

（四）除颤后实施心肺复苏

AED 给予电击后，立即实施心肺复苏。继续按照 AED 提示操作。

总结：婴儿 CPR 及 AED 流程见图 5-2-2。

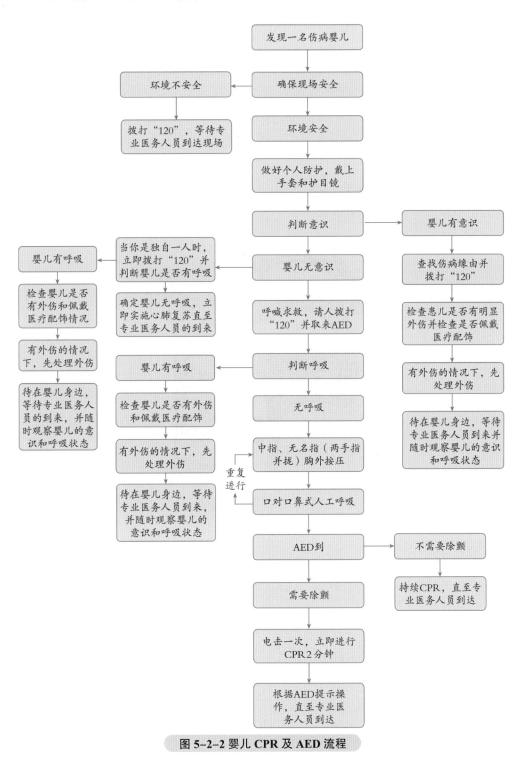

图 5-2-2 婴儿 CPR 及 AED 流程

第五章 婴儿心肺复苏及自动体外除颤仪的操作

第六章　气道异物梗阻（窒息）

气道异物梗阻是一种急症，如不及时治疗，数分钟内即可导致窒息死亡。窒息是指食物或其他物体阻塞气道，从而阻止空气进入肺部（图 6-0-1）。

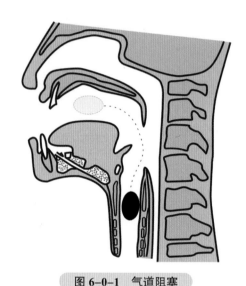

图 6-0-1　气道阻塞

第一节　气道异物梗阻识别

任何人突然发生心脏骤停都应考虑到是否为气道异物梗阻导致，尤其是吞咽功能没完全发育好的婴幼儿和吞咽功能下降的老年人突发剧烈咳嗽，脸色发青发紫，甚至无任何症状的意识丧失。

发生气道异物梗阻的诱因有试图吞咽大块的食物、醉酒后呕吐、进食时说笑，等等。有义齿和吞咽困难的老年人也易发生气道异物梗阻；婴幼儿的窒息多发生在进食时，也有非食物原因，如硬币、果核、果冻或玩具等进入气道。

快速识别、解除梗阻和恢复通气是气道异物梗阻抢救成功的关键。发生梗阻的伤病员一般表现为突然剧烈咳嗽、呼吸困难、脸色发青发紫，常不自主地以一手紧贴于颈前喉部，呈"V"型手势（见图6-1-1）。

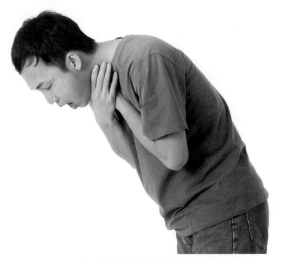

图 6-1-1 "V"型手势

气道异物梗阻又可分为部分梗阻和完全梗阻（表6-1-1）。

表 6-1-1 气道异物梗阻的表现

	症状	采取措施
• 不完全气道异物梗阻	• 可以说话或发出声音 • 可以大声咳嗽	• 站其身边，鼓励伤病员咳嗽 • 如果你担心伤病员的呼吸，可拨打"120"
• 完全气道异物梗阻	• 无法呼吸、说话或发出声音 • 不能咳出声 • 有窒息现象	• 应立即采取措施 • 按照帮助发生严重气道异物梗阻的成人、儿童或婴儿的方法操作

第二节　气道异物梗阻的现场急救原则

如果发生气道异物梗阻，伤病员可能会有窒息现象，即用一只手或双手抓住脖子呈"V"型手势（见图6-2-1a、b）。

在急救现场，重要的是询问意识清楚的伤病员："你被呛（卡）住了吗？我可以帮助你吗？"当伤病员点头示意，同意施救，应立即实施救治，同时尽快呼救，寻求帮助，拨打急救电话（见图6-2-2a、b）。

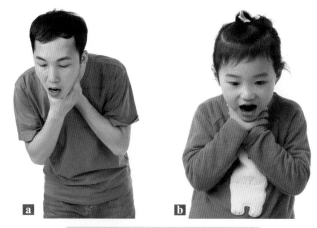

图 6-2-1 气道异物梗阻常见表现

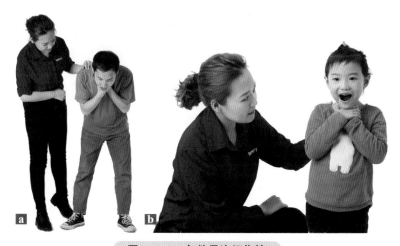

图 6-2-2 急救员询问伤情

第三节 成人及儿童气道梗阻处理

当成人或儿童发生严重气道异物梗阻时，可快速冲击其肚脐略靠上的位置，此类冲击为腹部冲击法。冲击腹部，增加膈肌压力，从而将肺部的空气挤压出来，有助于堵塞物的排出（见图6-3-1）。叩击背部也可以帮助患者排出异物（见图 6-3-2 ）。

因发生窒息而接受过腹部冲击的伤病员均应尽快就医。

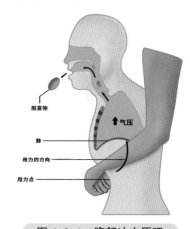

图 6-3-1 腹部冲击原理

一、背部叩击法

按照以下步骤帮助意识清醒、严重气道阻塞的成人或儿童（见表6-3-1）。

表6-3-1　背部叩击操作流程

如何帮助意识清醒、严重气道阻塞的窒息成人或儿童
• 如果你认为某人发生了窒息，应询问："你被呛（卡）住了吗？我可以帮你吗？"
• 伤病员点头同意，请告诉他，你学过急救可以帮助他
• 站在伤病员身后，让伤病员两腿稍微分开，身体前倾，方便异物从口中排出
• 让伤病员抬头，确保气道开放，能自行咳嗽
• 观察伤病员的面色及异物咳出情况
• 用空心掌叩击伤病员肩胛区，一边拍一边示意伤病员咳嗽（见图6-3-2a、b）
• 5次叩击之后如若异物没有咳出，可使用腹部冲击法（或胸部冲击法）进行施救

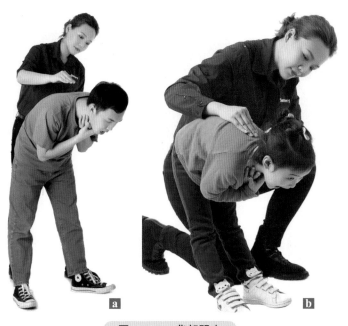

图6-3-2　背部叩击

二、腹部冲击法

（一）自救式腹部冲击法

适用于不完全气道异物梗阻的伤病员。伤病员必须意识清醒，且具备一定的急救知识及技能（见表6-3-2）。

表6-3-2 自救腹部冲击流程

无人救助之下的梗阻如何进行自救
• 伤病员将一手的两指置于肚脐上方（图6-3-3a）
• 另一手握空心拳，用拳头拇指侧抵住腹部剑突下，肚脐上两横指部位（见图6-3-3b）
• 紧握此拳头，用力快速地将拳头向上、向内冲击五次（见图6-3-3c）
• 如异物没能排出，继续冲击直至异物排出或专业的医务人员到场
• 自救还可以选择将上腹部抵在椅背、桌缘等物品上连续向内、向上冲击5次
• 重复操作，直至异物排出或专业的医务人员到场

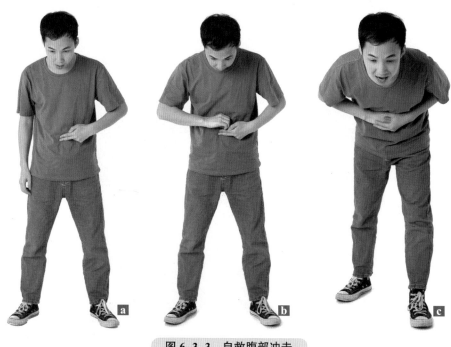

图6-3-3 自救腹部冲击

（二）互救式腹部冲击法

按照以下步骤，帮助出现气道严重阻塞的成人或儿童（见表6-3-3；图6-3-4a、b）。

表 6-3-3　互救腹部冲击流程

如何帮助气道严重阻塞的成人或儿童
• 如果你认为某人发生了气道异物梗阻，应询问："你被呛（卡）住了吗？我可以帮你吗？"
• 如果伤病员点头同意，请告诉他，你学过急救可以帮助他
• 请稳定站立或跪立于伤病员身后（具体取决于你和伤病员的体型），用双臂环抱住伤病员的腰部
• 一手握空心拳，将拳头拇指侧抵住腹部剑突下，肚脐上两横指部位
• 另一手抓住握空心拳的手，用力向上、向内快速冲击腹部
• 持续快速冲击，直至异物排出或专业的医务人员到场

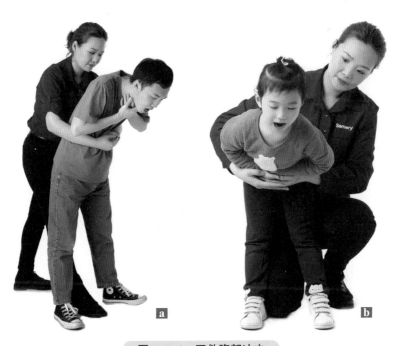

图 6-3-4　互救腹部冲击

温馨提示

（1）避免盲目使用手指清理呼吸道，若能明显看见异物，将伤病员头部偏向一侧，才可采用手指移除。

（2）若现场伤病员不同意施救，请守在伤病员身边直至其意识丧失方可实施救护或专业的医务人员到场。

三、成人气道异物梗阻急救流程

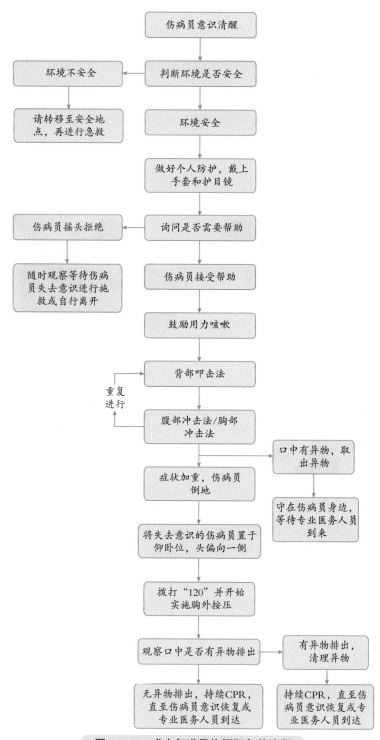

图 6-3-5 成人气道异物梗阻急救流程

四、儿童气道异物梗阻急救流程

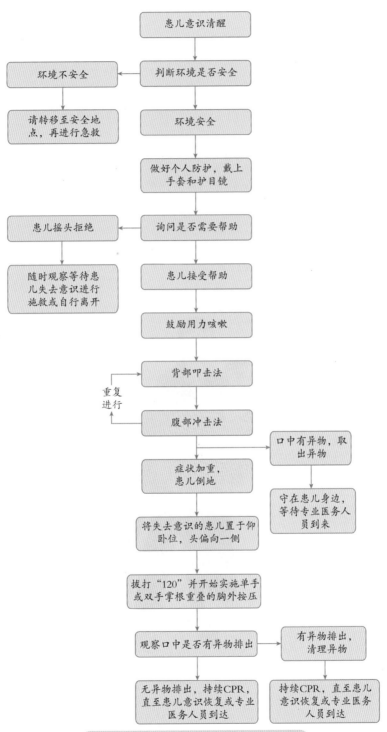

图 6-3-6　儿童气道异物梗阻急救流程

第四节　孕妇及体形较大者气道梗阻处理

如果发生气道异物梗阻的伤病员是孕妇或者体型较大的伤病员，应给予其胸部冲击。

按照以下步骤帮助发生窒息且气道严重阻塞的孕妇、体型较大的成人或儿童排除异物（见表6-4-1；图6-4-1）。

表 6-4-1　胸部冲击流程

发生气道严重阻塞的孕妇、体型较大的成人或儿童
• 如果你无法将双臂完全环保住伤病员腰部，则应给予胸部冲击
• 将双臂放在伤病员腋下，并将双手掌根重叠放在胸骨下半段两乳连线中点
• 用力向内、向上实施胸部冲击

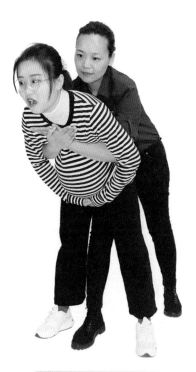

图 6-4-1　胸部冲击

第五节　婴儿气道梗阻处理

当婴儿发生气道异物梗阻时，应通过托胸击背法帮助婴儿清除阻塞物。对婴儿采用胸部冲击可能会造成创伤，无论异物是否排除，都应即刻就医。

一、背部叩击法（见表 6-5-1）

表 6-5-1　婴儿背部叩击操作流程

- 急救员采用坐或单膝跪的姿势，将婴儿的身体置于一侧的前臂上，同时手掌将婴儿头颈部固定，使头部低于躯干（图 6-5-1a、b、c）

- 两前臂将婴儿固定，翻转婴儿呈俯卧位，使婴儿俯身在其腿上。保持头朝下、俯卧的体位，利用重力帮助移除异物。用一手固定婴儿下颌角，并使婴儿的头部轻微后仰，打开气道（图 6-5-1d）

- 用另一只手的掌根部在肩胛区给予 5 次用力快速的叩击（图 6-5-1e、f）

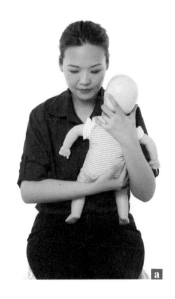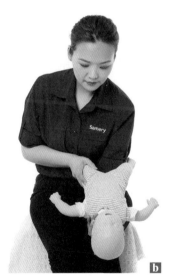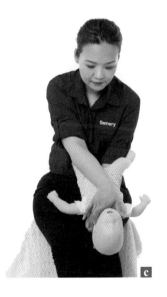

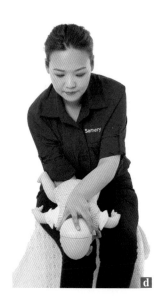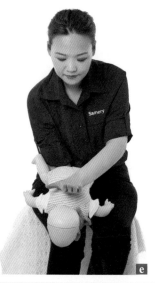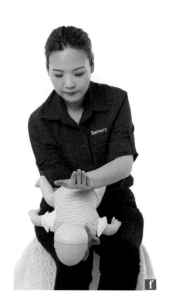

图 6-5-1　婴儿背部叩击法

> **温馨提示**
>
> 每次叩击背部需检查是否有异物排出，如已解除梗阻，则不需要做足 5 次。

二、胸部冲击法

对于 5 次背部叩击法不能解除气道异物梗阻的婴儿应进行胸部冲击（见表 6-5-2）。

表 6-5-2　婴儿胸部冲击操作流程

- 两手及前臂将婴儿固定，翻转为仰卧位（图 6-5-2a）

- 保持婴儿沿着急救员手臂的方向，顺放（或横卧）在大腿上（图 6-5-2b）

- 按压位置，两乳头连线中点下一横指处

- 用另一只手的两根手指给予婴儿 5 次的胸部冲击，深度约为胸廓前后径 1/3 ～ 1/2 处（图 6-5-2c）

- 如果仍不能解除梗阻，持续交替进行 5 次背部叩击和 5 次胸部冲击

- 直至婴儿能够呼吸、咳嗽啼哭或者失去反应

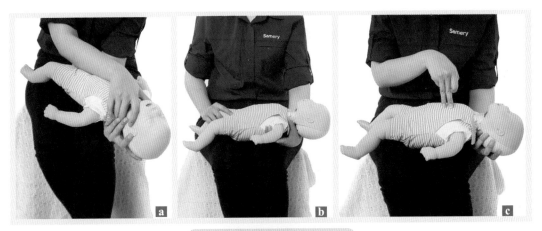

图 6-5-2　婴儿胸部冲击法

温馨提示

　　婴儿通常不用手指清理异物，除非能在气道中看见固体异物时才用手指清除
（见图 6-5-3）。

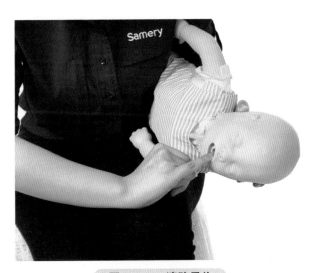

图 6-5-3　清除异物

三、婴儿气道异物梗阻急救流程

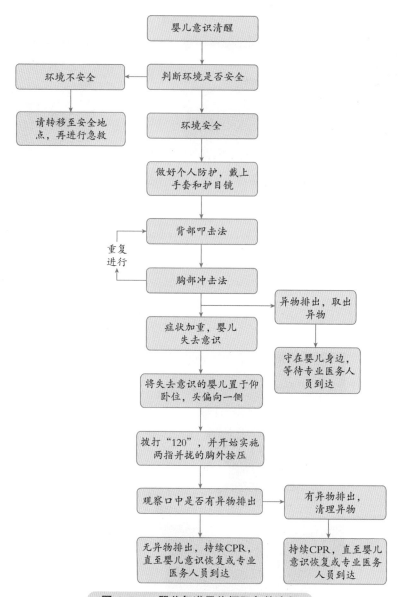

图 6-5-4　婴儿气道异物梗阻急救流程

第六节　严重气道异物梗阻的现场处理

如未能及时清除气道阻塞物，伤病员将在短时间内出现意识丧失。对于无反应且呼吸不正常或者仅有濒死叹息样呼吸的伤病员，应给予胸外按压及人工呼吸。

一、成人发生严重气道阻塞且失去反应

表 6-6-1　成人严重梗阻失去反应急救流程

如何帮助窒息且失去反应的成人
• 呼喊求救
• 拨打"120"或寻求帮助拨打"120"并取来急救箱和AED。将电话置于免提模式，以便急救员与调度员联系
• 当独自一人时，先拨打"120"并置于免提模式。将伤病员的头部偏向一侧，并实施5组胸外按压后去拿AED，继续进行施救
• 持续胸外按压，直至伤病员开始挪动身体、说话、眨眼或者作出其他反应，或直到医务人员到达

二、儿童发生严重气道阻塞且失去反应

表 6-6-2　儿童严重梗阻失去反应急救流程

如何帮助窒息且失去反应的儿童
• 呼喊求救。确保患儿仰卧躺在坚固且平坦的表面上
• 寻求帮助拨打"120"并取来急救箱和AED。将电话置于免提模式，以便急救员与调度员联系
• 当独自一人时，先拨打"120"并置于免提模式。将患儿的头部偏向一侧，并以实施5组单手或双手的胸外按压后，再去拿AED，继续进行施救
• 持续胸外按压，直至患儿开始挪动身体、啼哭、说话、眨眼或者作出其他反应，或直到医务人员到达

三、婴儿发生严重气道阻塞且失去反应

表 6-6-3　婴儿严重梗阻失去反应急救流程

如何帮助窒息且失去反应的婴儿
• 呼喊求救。确保婴儿仰卧躺在坚固且平坦的表面上
• 寻求帮助拨打"120"并取来急救箱和 AED。将电话置于免提模式，以便急救员与调度员联系
• 当独自一人时，先拨打"120"并置于免提模式。将婴儿的头部偏向一侧，实施 5 组两指并拢的胸外按压后，再去拿 AED，继续进行施救
• 持续胸外按压，直至婴儿开始挪动身体、啼哭、眨眼或者做出其他反应，或直到医务人员到达

温馨提示

若确定伤病员是因发生气道异物梗阻导致的意识丧失，可不对伤病员实施人工呼吸。在没有做好防护的情况下，可实施单纯的胸外按压。

在按压过程中，随时观察伤病员脸色，如伤病员脸色由青紫转为红润、手脚活动等则应停止心肺复苏。检查伤病员口腔是否有异物，如有异物应清除异物。

附　录

成人、儿童、婴儿心肺复苏对比表如下：

分类要素		成人 CPR（≥12 岁）	儿童 CPR（1～12 岁）	婴儿 CPR（＜1 岁）
确保现场是安全的		确保现场对你和需要救援者都是安全的		
判断意识		轻拍双肩、呼喊	轻拍双肩、呼喊	拍打足底
呼喊求助		拨打"120"，并取来 AED 和急救包		
检查呼吸		• 如果伤病员呼吸正常，请守在伤病员身边，直到医务人员到达 • 如果伤病员呼吸不正常或者仅有濒死叹息样呼吸，立即开始 CPR 并使用 AED	• 如果呼吸正常，请守在患儿身边，等待医务人员到来 • 如果没有呼吸或者仅有濒死叹息样呼吸，立即开始 CPR 并使用 AED	
胸外按压	按压位置	胸廓两乳头连线中点		
	按压方法	双手臂垂直于伤病员胸廓，双手掌根重叠放置于两乳头连线中点	单手或双手掌根重叠放置于两乳头连线中点	中指、无名指（两手指并拢）放置于两乳头连线中点正下方进行按压
	按压深度	达到 5~6cm	约胸廓前后径 1/3	约胸廓前后径 1/3
	按压频率	至少 100 次/分钟，但不多于 120 次/分钟，即最少每 18 秒完成 30 次按压，最快 15 秒完成 30 次按压		
	胸廓回弹	每次按压后，使胸廓恢复原状，使血液回流心脏		
	按压中断	每次中断的时间控制在 10 秒以内		
人工呼吸	开放气道	头部后仰 90°	头部后仰 60°	头部后仰 30°
	吹气方式	使用气囊吹气或口对口吹气（婴儿可采用口对口鼻）		
	吹气量	胸廓微隆起		
	吹起时间	吹气持续 1 秒		
按压/吹气比		30:2	15:2	15:2

参考文献

［1］顾东亚：《2015AHA 心肺复苏与心血管急救指南》英译汉翻译报告，东华大学，2016。

［2］沈洪：《实用心肺复苏指南》，北京：人民军医出版社，2005。

［3］金晓胜、蔡文伟、叶侃：《2015 心肺复苏指南新变化与发展》，《中国医师杂志》2016 年第 1 期。

［4］李宗浩、吴欣娟、王金玉：《现场心肺复苏和自动体外心脏除颤技术规范》，《中国急救复苏与灾害医学杂志》2018 年第 8 期。

［5］海云：《异物卡喉应用海氏急救法》，《农村新技术》2016 年第 8 期。

［6］刘中民：《急诊医学教程》，上海：同济大学出版社，2008。

［7］中国红十字总会：《救护师资教程（二）心肺复苏与创伤救护》，北京：人民卫生出版社，2015。

［8］美国心脏协会：《拯救心脏 急救 心肺复苏 自动体外除颤器》，杭州：浙江大学出版社，2017。

［9］王立祥、孟庆义、余涛：《2016 中国心肺复苏专家共识》，《中华灾害救援医学》2017 年第 1 期。

［10］中国医学救援协会、中华护理学会：《现场心肺复苏和自动体外心脏除颤技术规范》，《中华护理杂志》2018 年 S1 期。

［11］邱海波、周韶霞：《多器官功能障碍综合征现代治疗》，北京：人民军医出版社，2001。

［12］单飞、顾君梅：《院外心脏电除颤不同时机选择对心肺复苏的影响》，《中国急救复苏与灾害医学杂志》2015 年第 7 期。

［13］岳茂兴：《灾害事故现场急救》，北京：化学工业出版社，2006。

［14］邬欣然：《食品中金黄色葡萄球菌检测方法研究》，《饮食保健》2019 年第 39 期。

［15］孟庆义：《急诊护理学》，北京：人民卫生出版社出版，2009。

［16］美国心脏协会：《2020AHA 心肺复苏和心血管急救指南》，2020。